Ana María Peña Casas

ANALISIS DE IL6 Y DE HIERRO TRAS ARTROPLASTIA TOTAL DE RODILLA

Ana María Peña Casas

ANALISIS DE IL6 Y DE HIERRO TRAS ARTROPLASTIA TOTAL DE RODILLA

Análisis de Il6 y hierro en el laboratorio tras intervención quirúrgica de artroplastia total de rodilla

PUBLICIA

Cover image: www.ingimage.com

Publisher:
PUBLICIA
is a trademark of
Dodo Books Indian Ocean Ltd. and OmniScriptum S.R.L publishing group

120 High Road, East Finchley, London, N2 9ED, United Kingdom
Str. Armeneasca 28/1, office 1, Chisinau MD-2012, Republic of Moldova, Europe
Managing Directors: Ieva Konstantinova, Victoria Ursu
info@omniscriptum.com

Printed at: see last page
ISBN: 978-3-639-55611-7

ANALISIS DE IL6 Y DE HIERRO

TRAS ARTROPLASTIA TOTAL DE RODILLA.

INDICE

Resumen;

Objetivos;

Evaluar la IL-6 en el postoperatorio tras artroplastia total de rodilla en función de edad y sexo. Observar los niveles de hierro tras artroplastia total de rodilla en función de edad y sexo. Y valorar la posible correlación entre la IL-6 y el hierro.

Material y métodos;

Se trata de un estudio piloto, observacional, descriptivo, para búsqueda de nuevas hipótesis.
Pacientes: Entre junio y julio del 2010 se reclutaron 11 pacientes programados para la intervención quirúrgica de forma consecutiva, en el servicio de traumatología del Complejo hospitalario de Jaén.
De los 11 pacientes incluidos en el estudio 7 eran mujeres y 4 hombres con una edad comprendida entre los 60 a los 80 años. Se tomaron muestras sanguíneas de cada uno de los pacientes en el pre-operatorio y en el post-operatorio a las 3 horas, 24horas y 72 horas.
Se analizaron en el laboratorio central del Complejo Hospitalario de Jaén, con la determinación de IL-6, hierro, transferrina y ferritina.

Resultados;

Tras una cirugía programada como la de nuestro estudio, artroplastia total de rodilla, los niveles de IL-6 sufrieron una elevación progresiva, con un pico máximo a las 3 horas de la intervención, con una media de 122,59 pg/ml., para ir descendiendo, hasta llegar a casi los niveles basales previos, a las 72 horas. Los valores de IL6 y hierro, respecto a la edad en el rango de 65 a 80 años y respecto al sexo , parece que no presentan diferencias significativas entre ambos.

Conclusiones;

Parece que no hay diferencias en cuanto a edad y sexo en los niveles de IL-6 y hierro tras PTR. Se observa que existe correlación entre los niveles de IL6 y el hierro tras una intervención quirúrgica programada de artroplastia total de rodilla.

Introducción:

La artroplastia total de rodilla (ATR) es un procedimiento quirúrgico que implica la sustitución de las superficies articulares dañadas de la rodilla por prótesis metálicas y de polietileno. Esta cirugía se realiza principalmente para tratar la osteoartritis avanzada, la artritis reumatoide y otras enfermedades degenerativas que provocan dolor crónico e incapacidad funcional. La ATR tiene como objetivos principales aliviar el dolor, restaurar la función articular y mejorar la calidad de vida del paciente. A pesar de su éxito generalizado, la ATR conlleva ciertos riesgos y complicaciones que requieren una vigilancia cuidadosa.

El proceso Quirúrgico de Artroplastia Total de Rodilla las fases son:

1. **Evaluación Preoperatoria**: El paciente se somete a una evaluación médica completa, que incluye exámenes físicos, análisis de sangre y estudios de imagen (radiografías, resonancia magnética) para determinar el estado de la rodilla y planificar la cirugía.

2. **Anestesia**: El tipo de anestesia utilizado puede ser anestesia general o anestesia regional (epidural o espinal). La decisión se toma en función de la condición del paciente y las preferencias del equipo médico.

Procedimiento Quirúrgico

1. **Incisión**: Se realiza una incisión longitudinal en la parte frontal de la rodilla, generalmente de unos 15-20 cm de longitud, para exponer la articulación de la rodilla.

2. **Acceso a la Articulación**: Se desplaza la rótula hacia un lado para tener acceso completo a las superficies articulares del fémur y la tibia.
3. **Resección del Hueso Dañado**: Se utiliza una guía de corte y una sierra para resecar las superficies articulares dañadas del fémur y la tibia. Este paso asegura que las superficies sean lisas y estén preparadas para recibir los componentes protésicos.
4. **Colocación de la Prótesis**:
   - **Componente Femoral**: Se coloca el componente metálico en el extremo distal del fémur. Puede fijarse con cemento óseo o mediante un ajuste a presión (sin cemento).
   - **Componente Tibial**: Se coloca una base metálica en el extremo proximal de la tibia, sobre la cual se asienta un inserto de polietileno (plástico). Este componente también puede fijarse con o sin cemento.
   - **Componente Rotuliano**: Dependiendo del caso, se puede reemplazar la superficie articular de la rótula con un componente de polietileno.
5. **Prueba de Movimiento**: Se realiza una prueba para asegurarse de que los componentes protésicos estén bien alineados y funcionen correctamente. Se verifica la estabilidad y el rango de movimiento de la rodilla.
6. **Cierre de la Incisión**: Una vez que todos los componentes están en su lugar y se ha verificado el correcto funcionamiento, se cierra la incisión con suturas o grapas y se aplica un vendaje estéril.

Postoperatorio

1. **Recuperación Inmediata**: El paciente es trasladado a la sala de recuperación, donde se monitorizan sus signos vitales. La rehabilitación

temprana es crucial e incluye ejercicios de movimiento y fortalecimiento para prevenir la rigidez y promover la recuperación.

2. **Hospitalización**: La estancia hospitalaria puede durar de 3 a 5 días, durante los cuales se continúa la fisioterapia y se gestionan el dolor y la inflamación con medicamentos.
3. **Rehabilitación a Largo Plazo**: La rehabilitación puede continuar durante varios meses. El objetivo es recuperar la fuerza, la movilidad y la función de la rodilla. Los pacientes suelen trabajar con fisioterapeutas para realizar ejercicios específicos y mejorar la marcha.

Complicaciones Potenciales

Aunque la artroplastia total de rodilla es generalmente segura y efectiva, existen riesgos y complicaciones potenciales, como infecciones, trombosis venosa profunda, rigidez de la rodilla, aflojamiento de la prótesis y daño a los nervios o vasos sanguíneos.

Resultados a Largo Plazo

La mayoría de los pacientes experimentan una significativa reducción del dolor y una mejora en la función de la rodilla tras la cirugía. La durabilidad de las prótesis de rodilla ha mejorado con el tiempo, y muchas pueden durar 15-20 años o más, dependiendo de factores como el nivel de actividad y el peso del paciente.

Las interleucinas son un grupo de citoquinas, proteínas pequeñas que juegan un papel crucial en la mediación de la respuesta inmunitaria y la inflamación. En particular, la interleucina 6 (IL-6) y la interleucina 8 (IL-8) son citoquinas proinflamatorias que se encuentran elevadas en respuesta a diversas formas de lesión tisular, incluidas las cirugías.

La IL-6 es una citoquina multifuncional que desempeña un papel esencial en la regulación de la respuesta inmune, la inflamación y la hematopoyesis. Tras una cirugía, la IL-6 se libera rápidamente en respuesta al trauma tisular y la inflamación. Los niveles elevados de IL-6 se asocian con una mayor respuesta inflamatoria, que puede ser indicativa de complicaciones postoperatorias, como la infección o el retraso en la cicatrización.

La IL-8 es otra citoquina proinflamatoria que actúa principalmente como quimioquina, atrayendo neutrófilos y otras células inflamatorias al sitio de la lesión. Los niveles elevados de IL-8 tras la cirugía pueden contribuir a la inflamación y al dolor postoperatorio, y también se consideran un marcador de la respuesta inflamatoria del cuerpo al procedimiento quirúrgico.

El monitoreo de los niveles de IL-6 e IL-8 en la sangre tras una ATR puede proporcionar información valiosa sobre la respuesta inflamatoria del paciente y la recuperación postoperatoria. Las mediciones elevadas de estas citoquinas pueden alertar a los médicos sobre la necesidad de intervenciones adicionales para controlar la inflamación y prevenir complicaciones. Además, el conocimiento de la cinética de las citoquinas puede ayudar a optimizar los protocolos postoperatorios y mejorar los resultados a largo plazo para los pacientes.

Diversos estudios han investigado la dinámica de las citoquinas tras la ATR. Por ejemplo, investigaciones han demostrado que los niveles de IL-6 e IL-8 alcanzan su punto máximo en las primeras 24 a 48 horas tras la cirugía y luego disminuyen gradualmente a medida que la inflamación se resuelve. Estos estudios también han explorado la correlación entre los niveles de citoquinas y los resultados clínicos, como el dolor, la inflamación y la recuperación funcional.

La comprensión de la regulación de las citoquinas y su impacto en la recuperación postoperatoria ha llevado al desarrollo de estrategias terapéuticas para modular la respuesta inflamatoria. Por ejemplo, el uso de medicamentos antiinflamatorios y terapias biológicas dirigidas a las citoquinas puede ayudar a reducir la inflamación y mejorar los resultados postoperatorios en pacientes sometidos a ATR.

La IL-6 es una citoquina producida por múltiples tipos celulares, entre los que se encuentran las células mononucleares fagocíticas y las células endoteliales. Ejerce una acción proinflamatoria relacionada con la de la IL-1 y TNF citoquinas que promueven su síntesis. Actúa fundamentalmente sobre hepatocitos, induciéndolos a producir reactantes de fase aguda.
Se ha demostrado que la cirugía ortopédica electiva eleva significativamente los niveles séricos de IL- 6. Además estudios recientes han demostrado que la valoración de los niveles postoperatorios de IL-6 podrían ser útiles para determinar el riesgo de infección postoperatoria. (11)
Este aumento se ha atribuido a la liberación de IL-6 a partir de células inmunocompetentes en la región de la herida (6, 9) y se encontró una correlación significativa entre dicha elevación y la intensidad del trauma quirúrgico.
No se ha valorado, hasta la fecha, si estas variaciones pueden depender de la edad y el sexo de los pacientes.
La artroplastia total de rodilla es una de las intervenciones que más transfusiones de sangre consume, se calcula unas pérdidas próximas a los 2000c.c. (3)
Las pérdidas hemorrágicas postquirúrgicas provocan una depleción del hierro en el organismo. El hierro se utiliza como parte de la hemoglobina, que es la proteína transportadora de oxígeno al os tejidos.

Para evaluar la cantidad de hierro disponible en el organismo, se debe analizar los niveles de transferrina, una proteína del grupo de las globulinas que capta el hierro de la dieta, lo acumula y transporta. Los niveles de ferritina, principal proteína de almacenamiento de hierro en sangre, estos son proporcionales a los depósitos de hierro. Los niveles de ferritina también, pueden aparecer elevados como factor reactante de fase aguda elevándose en enfermedades inflamatorias, infecciones, etc.

En el laboratorio la determinación de la Il-6 se realiza a través del Ensayo de Inmunoabsorción Ligado a Enzimas (ELISA)

Principio: El ensayo ELISA utiliza anticuerpos específicos para detectar y cuantificar antígenos como la IL-6 en una muestra.

Procedimiento:

Captura de IL-6: Se añade la muestra (por ejemplo, suero o plasma) a un pocillo recubierto con anticuerpos específicos para IL-6.

Lavado: Se eliminan las sustancias no unidas mediante un lavado.

Detección: Se añade un segundo anticuerpo conjugado con una enzima, que se une específicamente a la IL-6 capturada.

Substrato: Se añade un substrato para la enzima, generando un cambio de color proporcional a la cantidad de IL-6 presente.

Lectura: La densidad óptica se mide utilizando un lector de ELISA, permitiendo la cuantificación de la IL-6.

Citometría de Flujo

Principio: La citometría de flujo permite la detección y cuantificación de citoquinas en células individuales marcadas con anticuerpos fluorescentes.

Procedimiento:

Marcaje: Las células se incuban con anticuerpos específicos para IL-6 conjugados con fluorocromos.

Análisis: Las células marcadas pasan a través de un láser en el citómetro de flujo, que detecta la fluorescencia emitida.

Cuantificación: Se analiza la intensidad de la fluorescencia para determinar la cantidad de IL-6 expresada en las células.

Determinación de Hierro en el Laboratorio

Espectrofotometría

Principio: La espectrofotometría mide la absorción de luz por el hierro en una muestra.

Procedimiento:

Reactivos: Se añaden reactivos específicos que reaccionan con el hierro para formar un complejo coloreado.

Medición: La absorbancia del complejo coloreado se mide a una longitud de onda específica utilizando un espectrofotómetro.

Cuantificación: La concentración de hierro se determina comparando la absorbancia con una curva estándar de concentraciones conocidas.

Electroforesis de Alta Resolución

Principio: Este método separa proteínas basándose en su movilidad en un campo eléctrico.

Procedimiento:

Preparación de la Muestra: La muestra de suero se aplica a un gel de electroforesis.

Electroforesis: Se aplica un campo eléctrico que provoca la migración de las proteínas en el gel.

Detección: Las bandas de proteínas se tiñen y se analizan para determinar la concentración de proteínas transportadoras de hierro como la transferrina.

Determinación de Transferrina en el Laboratorio

Inmunoensayo Turbidimétrico

Principio: Mide la turbidez generada por la formación de complejos antígeno-anticuerpo.

Procedimiento:

Reactivos: Se añaden anticuerpos específicos para la transferrina a la muestra.

Formación de Complejos: La transferrina en la muestra se une a los anticuerpos, formando complejos insolubles.

Medición: La turbidez se mide utilizando un fotómetro, y la concentración de transferrina se determina comparándola con una curva estándar.

Estos métodos proporcionan información detallada y precisa sobre los niveles de IL-6, hierro y transferrina en el cuerpo, lo que es esencial para evaluar la respuesta inflamatoria, el metabolismo del hierro y el estado nutricional del paciente.

- El objetivo de este trabajo es evaluar:

  Evaluar la Il-6 en el postoperatorio tras artroplastia total de rodilla en función de edad y sexo.

  Observar los niveles de hierro tras artroplastia total de rodilla en función de edad y sexo.

- Explorar la posible correlación entre la Il-6 y el hierro, sus proteínas de transporte y reserva a la cirugía electiva de prótesis total de rodilla.

Material y Métodos:

Diseño:

Se trata de un estudio piloto, observacional descriptivo, para búsqueda de nuevas hipótesis.

Pacientes: Entre junio y julio del 2010 se reclutaron 11 pacientes programados para la intervención quirúrgica de forma consecutiva, en el servicio de traumatología del Complejo hospitalario de Jaén.

De los 11 pacientes incluidos en el estudio 7 eran mujeres y 4 hombres con una edad comprendida entre los 60 a los 80 años.

Todos los pacientes recibieron y firmaron el consentimiento informado (*), los datos personales se trataron de forma disociada, según la ley Orgánica de Protección de Datos con carácter Personal 15/99.

Métodos:

A todos los pacientes se les realizó una artroplastia total de rodilla programada mediante anestesia raquídea según técnica estándar.

Se tomaron muestras sanguíneas de cada uno de los pacientes en el pre-operatorio y en el post-operatorio a las 3 horas, 24horas y 72 horas.

Se analizaron en el laboratorio central del Complejo Hospitalario de Jaén, con la determinación de Il-6, hierro, transferrina y ferritina.

La determinación de Il-6 se realizó por la técnica de quimioluminiscencia (es la emisión de luz, con emisión limitada de calor " luminiscencia", como resultado de una reacción química) se realiza en el aparato Belkman Conller unical Dx I800 en el servicio de Bioquímica especial.

La determinación de hierro por el método fotométrico, se basa en la metodología FerroZinesin desproteinización. (Siedel et al., 1984.) La determinación de ferritina y la transferrina, se llevó a cabo mediante test inmunoturbidimétrico. Para ello anticuerpos antitransferrina se hicieron reaccionar con antígeno de la muestra. Se midió por turbidiometría.(Dubois et al., 1988).

Análisis estadístico:

Se realizó una estadística descriptiva de cada una de las variables de la base de datos, para ello en el caso de variables cualitativas (sexo, edad categorizada) se presenta una tabla de frecuencias (número y porcentaje) y para variables cuantitativas se presenta la media.

Se utilizó el programa de SPSS 15.0 de Windows.

Resultados:

De los 11 pacientes del estudio, a los que se le realizó intervención quirúrgica de artroplastia total, 7 eran mujeres (64%) y 4 hombres (36%) de ellos 7 (64%) eran mayores de 65 años y 4 (36%) menores de 65 años.
En la tabla 1 se expresan las medias y la desviación estándar de los datos recogidos de las variables Il-6, hierro, transferrina, ferritina en las determinaciones pre y postoperatorias a las 3hs, 24hs y 72hs, tras artroplastia total de rodilla.

	IL-6	Hierro	Transferria	Ferritina
Basal	14,4	60,21	282,35	94,36
3 Horas	122,59	91	173	103
24 Horas	100,52	36	199	136,63
72 Horas	30,55	22,81	192,18	157,9

DESVST	29,97	32,39	32,39	19,86

En la gráfica 1 se representa la cuatro variables según los datos obtenidos en la tabla1.

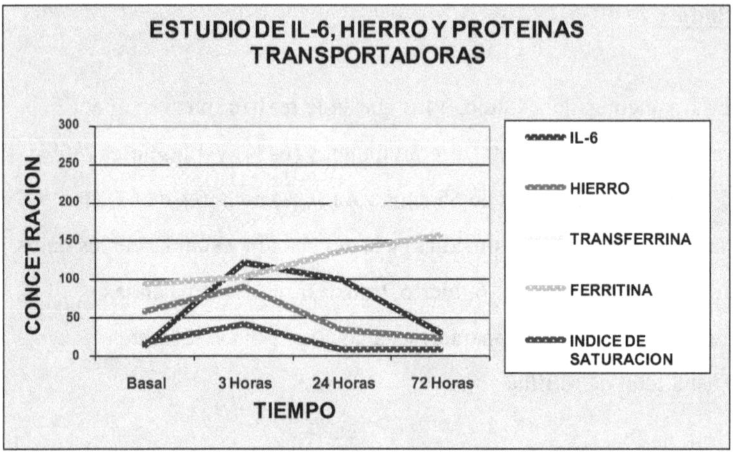

Gráfica 1.

Las gráficas 2, 3, 4, 5 se representan los resultados de Il-6, hierro, transferrina y ferritina en el tiempo.

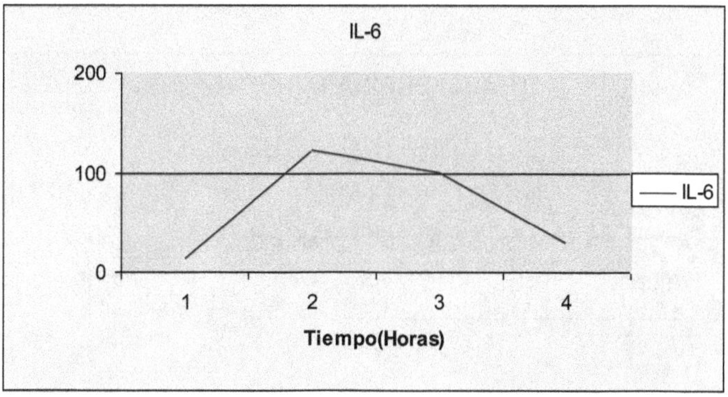

Gráfica 2.

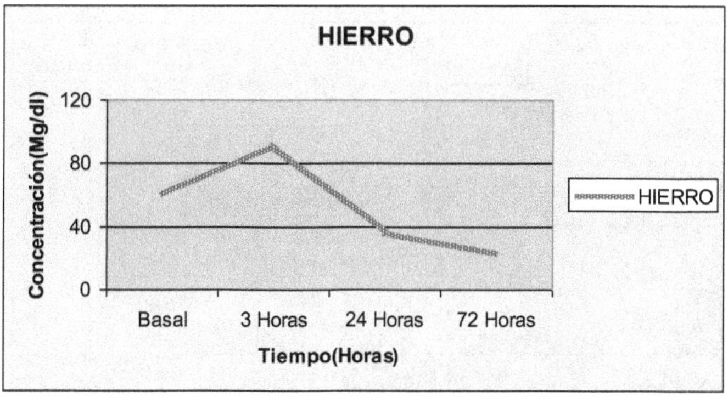

Gráfica 3.

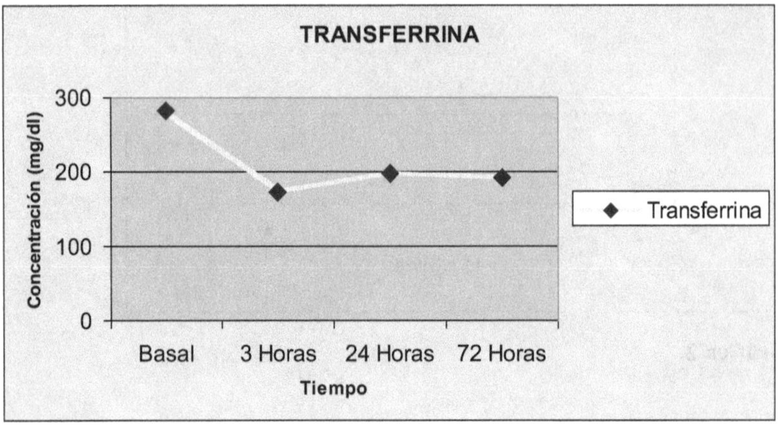

Gráfica 4.

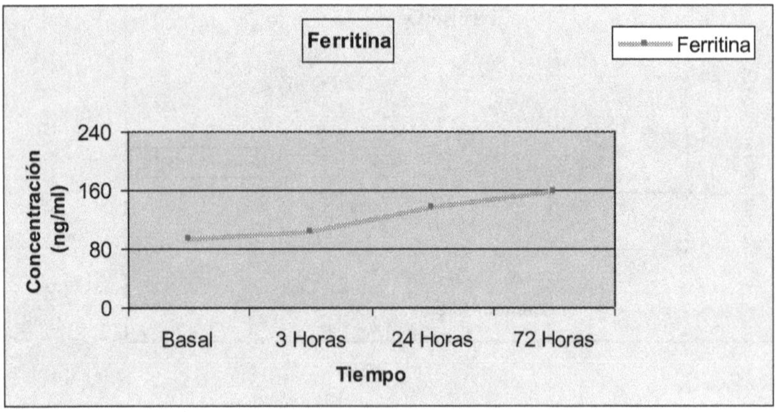

Gráfica 5

Las gráficas 6 y 7, representan la evolución de la IL6 y del hierro postquirúrgico respecto al sexo, como se observa no parece que exista diferencias de dichas variables entre hombres y mujeres.

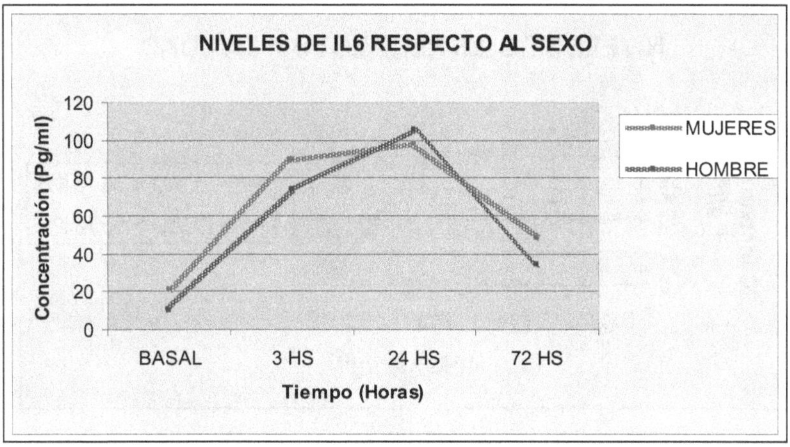

Gráfica 6

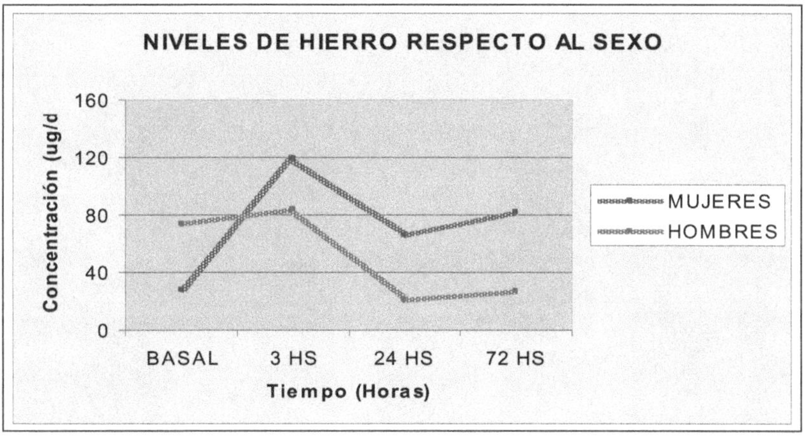

Gráfica 7

En las gráficas 8 y 9 se representan los valores de IL6 e hierro respecto a la edad en el rango de 65 a 80 años. Como se aprecia no parece que existan diferencias significativas respecto a la edad.

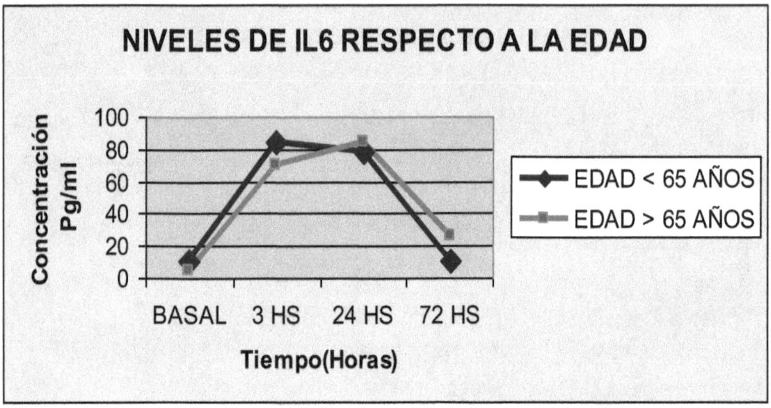

Gráfica 8

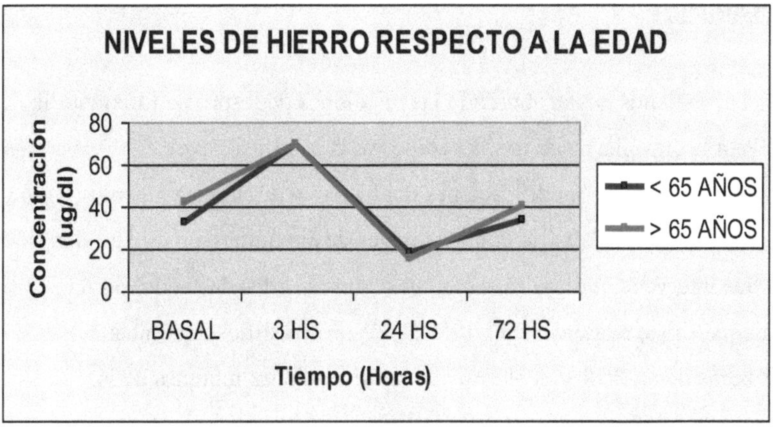
NIVELES DE HIERRO RESPECTO A LA EDAD
Concentración (ug/dl)
80
60
40
20
0
BASAL
3 HS
24 HS
72 HS
Tiempo (Horas)
< 65 AÑOS
> 65 AÑOS

Gráfica 9

Discusión:

No hay estudios hayan abordado las relaciones de respuesta inflamatoria de IL-6 a la artroplastia de rodilla, respecto la edad y el sexo.
Tampoco sobre las modificaciones del hierro y de su metabolismo en un intento de correlacionarlo con los niveles de citoquinas, en este caso la IL-6, tras intervenciones quirúrgicas tales como la artroplastia de rodilla.
Aunque existe evidencia científica (4) de una modificación inicial a las 24-48 horas de la PCR y el hierro y de modificaciones mínimas de los parámetros inflamatorios y de la ferritina.
Pape y cols (8) propusieron que la cirugía mayor de la extremidades inferiores causa cambios en las cascadas inflamatorias, fibrinolíticas y de la coagulación en paciente con una función cardiopulmonar estable.

Tras una cirugía programada como la de nuestro estudio, artroplastia total de rodilla, los niveles de IL-6 sufrieron una elevación progresiva, con un pico máximo a las 3 horas de la intervención, con una media de 122,59 pg/ml. , para ir descendiendo, hasta llegar a casi los niveles basales previos, a las 72 horas.
Se observa una posible correlación, de los datos obtenidos de Il-6 post-quirúrgico en la primeras 3 horas, con el proceso de inflamación aguda tras la artroplastia total de rodilla. Estos resultados son similares a los obtenidos por Sakamoto K.(10) en su estudio sobre la "Elevación de la IL-6 en circulación tras cirugía" que concluyeron entre otras, que la cirugía ortopédica electiva provocó un aumento significativo de los niveles séricos de IL-6 a las 24 horas después de la intervención, y su pendiente en el aumento de IL-6, se correlaciona con la duración de la cirugía y la gravedad del trauma.
Otros estudios también llegaron a esa conclusión como el realizado por

F. Hietbrink (7, 5) sobre " Trauma : El papel del sistema inmune", donde demuestra la relación entre la gravedad del trauma y la respuesta del sistema inmune, con una elevación, entre otras, de IL-6. Pudiendo ser un indicador de la gravedad del traumatismo y de posibles complicaciones y mortalidad.

Del hierro, la ferritina y la transferrina se conoce que se modifican de forma sistemática con los procesos inflamatorios y postquirúrgicos (12). Según nuestro estudio los niveles de hierro circulantes en la sangre aumentan tras la intervención con un pico máximo a las 3 horas, con una media de103 µg/dl, descendiendo bruscamente a las 24horas con un descenso progresivo a partir de las 72 horas (6).

La transferrina parece que se comporta inversamente proporcional con los niveles de IL-6 y del hierro en las primeras 3 horas tras la intervención quirúrgica.

Descendiendo progresivamente junto con el hierro a las 24 horas de la intervención. Los niveles de transferrina presentan una disminución tras la intervención para ir ascendiendo a partir de las 24horas progresivamente. Los niveles de ferritina van aumentando a partir de las 3 horas tras intervención quirúrgica, posiblemente como factor reactante de fase aguda que se eleva en enfermedades inflamatorias y en el post quirúrgico.

Otros estudios, como el realizado por E. Corbatón Anchuelo(4) "Evolución de los reactantes de fase aguda y del metabolismo del hierro en artroscopia de rodilla por meniscopatía y en plastias de ligamento cruzado anterior" concluyen de manera similar a nuestro estudio, que en los procesos inflamatorios post-quirúrgicos, descienden los niveles de hierro y se incrementa la ferritina, como reactante de fase aguda.

No parece que haya correlación entre Il-6 y el hierro, tras una intervención quirúrgica de artroplastia total de rodilla, en el periodo postquirúrgico a las 3horas, 24horas y 72 horas.

Impacto de la Artroplastia Total de Rodilla (ATR) en los Niveles de Interleucina 6 (IL-6) e Interleucina 8 (IL-8)

La artroplastia total de rodilla (ATR) es un procedimiento comúnmente utilizado para tratar la osteoartritis y otras enfermedades degenerativas que afectan la articulación de la rodilla. La cirugía implica la sustitución de las superficies articulares dañadas por prótesis de metal y polietileno, lo que puede inducir una respuesta inflamatoria significativa. En este contexto, las interleucinas 6 (IL-6) y 8 (IL-8) juegan un papel clave en la mediación de esta respuesta inflamatoria.

Niveles de IL-6 e IL-8 tras la ATR

Tras la ATR, se observa un aumento agudo en los niveles de IL-6 e IL-8 en la sangre debido al trauma quirúrgico y la inflamación resultante. La IL-6, una citoquina multifuncional, se libera rápidamente en respuesta al daño tisular y se asocia con la activación de la fase aguda de la inflamación. La IL-8, por otro lado, actúa principalmente como una quimioquina que atrae neutrófilos al sitio de la lesión, contribuyendo a la respuesta inflamatoria local.

Relación entre los Niveles de Interleucinas y las Complicaciones Postoperatorias

La elevación de los niveles de IL-6 e IL-8 tras la ATR tiene importantes implicaciones clínicas. Estudios han demostrado que los niveles elevados de estas citoquinas están asociados con un mayor riesgo de complicaciones postoperatorias, como infecciones, retraso en la cicatrización y dolor persistente. Por lo tanto, el monitoreo de los niveles de IL-6 e IL-8 puede ser una herramienta valiosa para la evaluación del estado inflamatorio del paciente y la detección temprana de posibles complicaciones.

Estrategias Terapéuticas para Modulación de la Respuesta Inflamatoria

Dada la importancia de las citoquinas proinflamatorias en la recuperación postoperatoria, se han desarrollado diversas estrategias terapéuticas para modular la respuesta inflamatoria y mejorar los resultados clínicos. El uso de medicamentos antiinflamatorios, como los inhibidores de la ciclooxigenasa (COX) y las terapias biológicas dirigidas a las citoquinas, ha mostrado ser efectivo en la reducción de la inflamación y el alivio del dolor tras la ATR.

Implicaciones Futuras

La comprensión de la regulación de las citoquinas y su impacto en la recuperación postoperatoria abre nuevas oportunidades para la investigación y el desarrollo de tratamientos más efectivos. Futuras investigaciones podrían centrarse en la identificación de marcadores biológicos adicionales que permitan una evaluación más precisa de la inflamación y la personalización de las intervenciones terapéuticas para optimizar los resultados postoperatorios.

La artroplastia total de rodilla es una intervención quirúrgica eficaz para el tratamiento de enfermedades degenerativas de la rodilla, pero conlleva una respuesta inflamatoria significativa que puede ser monitoreada mediante los niveles de IL-6 e IL-8. La modulación de la respuesta inflamatoria mediante estrategias terapéuticas adecuadas puede mejorar los resultados clínicos y reducir el riesgo de complicaciones postoperatorias. La investigación continua en este campo es esencial para el desarrollo de enfoques más personalizados y efectivos en el manejo de la inflamación tras la ATR.

Conclusiones

Los niveles de IL6 presentan un aumento progresivo, con un pico máximo a las 3 horas, manteniéndose hasta las 24 horas tras la intervención quirúrgica de artroplastia de rodilla, descendiendo hasta la casi normalidad a las 72 horas, con una posible correlación con el proceso inflamatorio de la operación.

Les niveles de IL6 parecen que no presenta diferencias respecto al sexo y a la edad en el rango entre los 65 y 80 años, tras la intervención de artroplastia total de rodilla.
Los niveles de hierro aparecen aumentados a las 3 horas de la intervención, por las necesidades fisiológicas de oxígeno de las células tras la operación, disminuyendo a las 24 y 72 horas.
No parece que haya diferencias de los niveles de hierro tras la intervención en función del sexo y la edad comprendida entre los 65 y 80 años.

Los niveles de hierro y transferrina tras la artroplastia total de rodilla, a las 72 horas de la intervención, aparecen muy bajos, lo cual podría enlentecer la recuperación fisiológica del tejido y del postoperatorio en rehabilitación del paciente.
Por último, parece que no existe correlación entre los niveles de IL6 y el hierro tras una intervención quirúrgica programada de artroplastia total de rodilla.

Sin embargo según otros estudios han demostrado que los niveles de IL-6 y hierro aumentan significativamente después de la cirugía de artroplastia total de rodilla. Este aumento es una respuesta natural del cuerpo a la inflamación y el daño tisular asociado con la cirugía.

Correlación con Complicaciones: Los niveles elevados de IL-6 y hierro postoperatorios pueden estar asociados con un mayor riesgo de complicaciones, como infecciones y reacciones adversas a la prótesis. Monitorear estos niveles puede ayudar a identificar a los pacientes en riesgo y tomar medidas preventivas.

1. **Papel de IL-6 en la Inflamación**: La IL-6 juega un papel crucial en la respuesta inflamatoria postoperatoria. Es una citoquina proinflamatoria que puede contribuir a la aparición de dolor y rigidez en la rodilla después de la cirugía.

2. **Importancia del Monitoreo**: El monitoreo regular de los niveles de IL-6 e hierro puede ser una herramienta útil para evaluar la respuesta inflamatoria del paciente y ajustar el tratamiento según sea necesario. Esto puede incluir el uso de medicamentos antiinflamatorios o terapias biológicas dirigidas a la IL-6.

3. **Estrategias Terapéuticas**: La implementación de estrategias terapéuticas para reducir los niveles de IL-6 e hierro puede mejorar los resultados postoperatorios y reducir el riesgo de complicaciones. Estas estrategias pueden incluir el uso de medicamentos antiinflamatorios, terapias biológicas y programas de rehabilitación específicos.

Existen varios estudios sobre la interleucina 6 (IL-6) en el contexto de diferentes cirugías y su impacto en la respuesta inflamatoria y la recuperación postoperatoria. Aquí te menciono algunos ejemplos:

1. **Pancreatitis Aguda**: Un estudio publicado en la revista *Cirugía Española* analiza los niveles de IL-6, IL-8 y IL-10 en la fase inicial de la pancreatitis aguda. Los resultados muestran que la IL-6 es un marcador confiable para predecir la evolución pronóstica de la enfermedad.

2. **Artritis Reumatoide**: Un artículo en *Seminarios de la Fundación Española de Reumatología* revisa el uso del tocilizumab, un inhibidor del receptor de la IL-6, en el tratamiento de la artritis reumatoide. El estudio destaca la eficacia y seguridad del tocilizumab en pacientes con artritis reumatoide moderada o graves.

3. **Inhibición de IL-6 en Artritis Reumatoide**: Otro estudio en *Reumatología Clínica* se centra en la inhibición de la IL-6 como una nueva opción terapéutica en la artritis reumatoide. El tocilizumab ha demostrado ser eficaz en varios estudios clínicos y se ha aprobado para su uso en diferentes países3.

Estos estudios muestran cómo la IL-6 puede ser un marcador inflamatorio importante en diversas condiciones médicas y cómo su modulación puede tener un impacto significativo en el tratamiento y la recuperación de los pacientes.

Bibliografía:

1. Arnestad JP., A Bengtsson, JP Bengtson, M Tylman, Redl H, Schlag G.Formation of cytokines by retransfusion of shed whole blood. Br J Anaesth. 1994, 72:422-425.

2.Chlodwig Kirchhoff, Peter Biberthalesr ,Wolf E Mutscheler,Eugen, Faist,Marianne Jochum, and Siegfried Zedler.Early down-regulation of the pro-inflammatory potential of monocytes is correlated to rogan dysfunction in patientes after sever múltiple inyre: aRechts de Isar,Technusche Universitaet,Ismaningerstrasse 22,81675 Munich, Germany.

3.Di Cesare PE, Chang E, Preston CF, Liu CJ.Serum interleukin-6 as a marker of periprosthetic infection following total hipand knee arthroplasty. J Bone Joint Surg Am. Care Med 2000, 26:1076-1081.

4.Corbatón Anchuelo, A. Llamas Cascón, E. García Méndez, P. De la Gala Sánchez, F. Evolución de los reactantes de fase aguda y del metabolismo del hierro en artroscopia de rodilla por meniscopatía y en plastias de ligamento cruzado anterior. Fundación MAPFRE. Patología del Aparato Locomoto rVol. 4 Nº2 Abril / junio 2006.

5.Michael Frink, Martjin Van Griensven ,Philips Kobbe ,Thomas Brin. Il-6 predicts organ pathologic chage and mortality in patients with multipleinjuries . Hannover Medical Shool Hannver Alemania.Department of Trauma Surgery ,University Hospital Essen.Germany.Scand J Trauma Resusc Emerg Med 2009

6.Hensler T, Hecker H, K Heeg, CD Heidecke, H Bartels, W Barthlen, Wagner H, Siewert JR, Holzmann B. Different mechanisms of immunosuppressionfollowing major surgery. Infect Immun. 1997, 65:2283-2291.

7.Hietbrink F.;L. Koenderman,Gt Rijkers y Lph Leenee.Trauma: The role of the immune system.Department of Surgery ,University Medical CenterUtrecht.Netherlands. World J. Emerg Surg 2006

8.Hogevold HE, Lyberg T, Kahler H, Haug E, Reikeras O. Changes in plasma IL-1beta, TNF-alpha and IL-6 following hip replacement surgeryTotal general or regional anesthesia. Cytokines.2000,12:1156-1159.

7.

9.Kragsbjerg P, H Holmberg, T. Vikerfors . The serum concentrations of interleukin-6,tumor necrosis factor –alpha ,The serum concentrations ofinterleukin-6,TNF ,and C-reactive protein in patients undergoing major operations.Eur J Surg. 1995, 161:17-22

10. Sakamoto K, H Arakawa, Mita S, T ISHIKO, S Ikei, H Egami, S Hisano,Ogawa M (1994) .Elevation of circulating interleukin 6 after surgery : factors influencing the serum level. Scand J Trauma Resusc Emerg Med 2003

11.Shah K, Mohammed A, Patil S, McFadyen A, Meek RM. Circulating cytokines after hip and knee arthroplasty: a preliminary study.Department of Trauma & Orthopaedics, Southern General Hospital,Glasgow, UK. Clin Orthop Relat Res. 2009 Apr;467(4):946-51. Epub 2008 Oct 22.

12.Rosencher N,Kerkkamp E,Macheras G,Mumere L.Orthopedic Surgery Transfusion Hemoglobin European Overview Study; Blood management ielective knee and hip arthrosplasty in Europe.Transfusion 2003(Apr;4314);459-69.

ANEXOS

Consentimiento Informado:

Yo

(Nombre.............................Apellidos...)

He podido hacer preguntas sobre el estudio **"Niveles de IL-6 y del hierro tras artroplastia total de rodilla. Estudio Preliminar"**

He recibido suficiente información sobre el estudio. He hablado con el profesional sanitario informador..

He sido informado que el estudio es de tipo descriptivo y no altera ni curso clínico ni mi tratamiento a nivel hospitalario.

Se me ha informado que todos los datos obtenido en este estudio serán confidenciales y se tratarán conforme la Ley Orgánica de Protección de Datos con carácter Personal 15/99.

Se me ha informado de que la donación /información obtenida solo se utilizará para los fines específicos del estudio.

Deseo ser informado/a de mis datos analíticos y otros de carácter personal que se obtengan en el curso de la investigación, incluidos los descubrimientos inesperados que se puedan producir, siempre que esta información sea necesaria para evitar un grave perjuicio para mi salud o la de mis familiares biológicos.

Si No

Comprendo que puedo retirarme del estudio:

Cuando quiera

Sin tener que dar explicaciones

Sin que esto repercuta en mis cuidados médicos.

Presto libremente mi conformidad para participar en el proyecto titulado:

"Niveles de Il-6 y del hierro tras artroplastia total de rodilla. Estudio preliminar"

Firma de la paciente

Nombre y apellidos:.................

Fecha: ....

Firma del profesional sanitario informador

Nombre y apellidos:................. .

Fecha: ....

Kolibri 360 GmbH
Ferdinand-Jühlke-Straße 7
99095 Erfurt, Deutschland
produktsicherheit@kolibri360.de

Druck:
CPI Druckdienstleistungen GmbH
im Auftrag der
Kolibri 360 GmbH
Ferdinand-Jühlke-Str. 7
99095 Erfurt